AF403691

L'HOMME

JOURNAL ILLUSTRÉ
DES
SCIENCES ANTHROPOLOGIQUES

Directeur :

GABRIEL DE MORTILLET

Rédacteurs :

BORDIER — MATHIAS DUVAL — GIRARD DE RIALLE — GEORGES HERVÉ
ABEL HOVELACQUE — ANDRÉ LEFÈVRE — LETOURNEAU — MANOUVRIER — MONDIÈRE
PHILIPPE SALMON — PAUL SÉBILLOT — THULIÉ

Secrétaire de la Rédaction :

ADRIEN DE MORTILLET, Saint-Germain-en-Laye (Seine-et-Oise)

LES INFÉRIEURS

L'IDIOT

PAR

LE Dr COLLINEAU

PARIS

OCTAVE DOIN, ÉDITEUR

8, PLACE DE L'ODÉON, 8

—

L'IDIOT

PAR

LE Dʳ COLLINEAU

Un être disgracié de la nature : malformation, exiguïté ou ampleur exagérée du crâne et de la face, vulgarité des traits, hébétude de la physionomie, atonie du regard, strabisme, flaccidité lippue des lèvres, perpétuelle salivation, restriction, incorrection du vocabulaire, émission de cris rauques inarticulés en guise de langage, rugosité, coloration blafarde ou terreuse, fétidité *sui generis* de la peau, disproportion du cou, du torse et des membres, obtusion de la sensibilité tactile, maladresse des mains, affaissement de l'attitude, pesanteur, saccades de la démarche, claudication, tics divers, balancement incessant du corps, paresse de pensée, indigence d'idées, étroitesse d'horizons, incertitude de jugement, assujettissement aux appétits grossiers, gloutonnerie, salacité, irascibilité, turbulence, dissimulation, cruauté, égoïsme, voilà l'idiot.

Communément, il est tributaire de quelque névrose : l'épilepsie, la paralysie, la chorée, la contracture des extrémités.

Le terme *idiot* vient du mot ἴδιος, *privatus, solitarius, isolé*. « Le dément, a dit Esquirol, est un homme privé des biens dont il jouissait autrefois ; mais conservant dans sa ruine les débris de son ancienne opulence. L'idiot a toujours été dans l'infortune et la misère. »

Une telle misère a des degrés.

Tremblant pour le dogme, à ses yeux, immuable de l'unité psychique, l'orthodoxe Seguin[1] se refuse à les admettre. Griesinger[2], de son côté, le fait observer avec justesse : rien ne diffère d'un idiot comme un autre idiot. Telle faculté détruite chez l'un n'a jamais existé chez l'autre. Celui-ci reste étranger aux impressions sensoriales ; elles sont, sans provoquer toutefois la genèse d'aucune conception synthétique, familières à celui-là. Parfois — point lumineux dans les ténèbres — une aptitude notoire saillit et étonne par l'ampleur dont sont susceptibles ses applications. Mais Griesinger s'arrête. Lui aussi, il redoute d'ébranler le principe sacro-saint d'une solidarité étroite entre les facultés ; et, pour avoir promulgué la doctrine de l'*idiotie partielle*, on ne voit point que l'école allemande ait su faire à chacune des variétés auxquelles l'infirmité se prête, la place particulière et précise qui leur appartient.

L'existence de ces variétés, cependant, est incontestable.

Par un raffinement de subtilité, Hoffbauer en compte jusqu'à cinq et Scipion Pinel jusqu'à sept.

Delasiauve[3] simplifie ; et, pour plus de clarté, les réduit à trois. D'accord avec Belhomme, F. Voisin, Ferrus, Dubois (d'Amiens), Henke Spilmann, Morel, il considère l'idiotie comme changeant de proportions et d'aspect, selon l'importance de la mutilation, la somme et le rang hiérarchique des éléments affectés. « Nous en distinguons, dit-il, trois variétés, selon que les notions et les actes révèlent quelque virtualité, que toute combinaison avorte ou que le sujet est réduit à une existence, en quelque sorte, végétative ou automatique. »

L'automatisme ne laisse aux manifestations de la spontanéité individuelle aucune chance d'éclosion ni de succès. Des grognements, de petits cris tiennent lieu de parole. A peine surprend-on au passage quelque velléité d'imitation. Tout au plus les personnes qui entourent de leurs soins ces êtres passifs sont-elles vaguement reconnues d'eux et distinguées des indifférents. Incompatible avec l'accomplissement d'aucun acte volontaire de quelque suite, l'automatisme ne donne prise à aucun mode de culture que ce soit.

Sur un rang un peu moins infime se placent ceux qui, dénués de l'essor cérébral nécessaire à la fécondation de la pensée et condamnés, faute de moyens, à une impuissance radicale, dénotent néanmoins par intervalles les rudiments fugaces d'aptitudes personnelles d'ordre soit émotif, soit artistique.

[1] Seguin, *Traitement moral hygiénique et éducation des idiots*. 1846, Paris.
[2] Griesinger, *Des maladies mentales*. 1864, Paris.
[3] Delasiauve, *Journal de médecine mentale*, t. VI, p. 371.

L'inconsistance, enfin, de ceux qu'une certaine virtualité élève encore d'un échelon résulte de l'infidélité de leur mémoire, de l'impossibilité qu'ils éprouvent à fixer leur attention, de la fatigue rapide que leur cause tout exercice prolongé et, par dessus tout — trait caractéristique de l'idiotie, quel qu'en soit le degré — de leur défaut absolu de discernement et d'initiative.

Enclin aux réactions soudaines et irraisonnées, l'idiot a besoin, pour frayer avec son entourage, de sollicitations incessantes. A défaut de stimulations extérieures, il passerait volontiers sa vie, l'*isolé*, dans l'incurie et l'abandon. Cette pénurie d'essor et de clairvoyance par laquelle le type s'accuse a une cause tangible, celle-ci : une circonstance, elle-même de nature essentiellement variable, a placé l'encéphale dans un état anormal. Cet état anormal en a entravé le développement.

Ces circonstances adverses, maintenant, contre lesquelles se heurte l'évolution des centres nerveux, exercent une action tantôt exclusivement locale et strictement limitée au cerveau, tantôt plus générale et allant jusqu'à embrasser l'ensemble de l'organisme. L'apparition des unes, ainsi que Ferrus[1] l'a observé, est antérieure à la naissance; celle des autres lui coïncide ou, encore, ne vient qu'après.

La constitution de l'être subit des influences qui lui sont extrinsèques : telle l'hérédité, telles les dispositions physiologiques propres aux géniteurs au moment de la copulation, tel le milieu au sein duquel se consument les premiers temps de l'existence. L'influence de l'hérédité sur la propagation de l'idiotie est au-dessus de tout conteste. Les idiots, dit Dagonet[2] engendrent des idiots, et l'idiotisme des enfants est d'autant plus prononcé que l'intelligence des parents a un développement moindre. Morel professe la même opinion. Calmeil va plus loin. A ses yeux, l'idiotie est fréquente dans les familles qui comptent parmi leurs membres des épileptiques, des paralytiques ou des aliénés. Il est impossible de ne pas reconnaître là des conditions désastreuses pour la reproduction de l'espèce. Il est arbitraire d'y rien voir de plus. Quant à la part prise à l'arrêt de développement de l'encéphale du produit par l'état d'alcoolisme ou d'ivresse, la diathèse scrofuleuse, l'infection syphilitique, la débilité, l'épuisement nerveux des facteurs, cette participation, certes, est admissible; mais c'est une hypothèse qui, pour plausible, attend encore une démonstration rigoureuse. L'in-

---

[1] Ferrus, *Gazette des hôpitaux*, t. XII, p. 327.
[2] Dagonet, *Nouveau traité des maladies mentales*, p. 395. 1876, Paris.

fluence du milieu a encouru des accusations graves. On a déclaré l'idiotie comme d'une fréquence extraordinaire chez certaines races et en certains pays. Ce n'est pas l'idiotie qui est endémique, c'est le crétinisme. Il ne peut s'élever aucune équivoque là-dessus. On a dit, et l'allégation paraît reposer sur des faits d'observation authentiques, que l'idiotie était plus commune dans les campagnes que dans les villes, et que le contact prolongé avec d'autres idiots fournissait à la dégradation un motif d'aggravation irrécusable.

Bien autrement perfides et redoutables sont les circonstances de nature à mettre directement obstacle au libre épanouissement des organes intra-crâniens. Hippocrate dénonce les détestables manœuvres usitées par les matrones sous prétexte de faciliter l'accouchement et consistant à pétrir, en quelque sorte, la tête du fœtus. La remarque d'Hippocrate serait encore de mise aujourd'hui. Intempestive ou maladroite, l'application du forceps, dont les accoucheurs expérimentés se montrent si sobres, n'est pas, en l'espèce, à l'abri de toute imputation. Il en est de même de la pernicieuse coutume dans laquelle on est en certains pays d'exercer (Foville) sur la tête du nouveau-né des compressions à l'aide de serre-tête ou de rubans.

Quelle qu'en puisse être l'origine, l'oblitération mentale, qui est le propre de l'idiotie, se trahit par un signe pour ainsi dire constant : la conformation défectueuse de la tête. Et la malformation porte aussi bien sur l'encéphale que sur son enveloppe et sur le squelette de la face.

En ce qui concerne le crâne, il frappe, soit par l'excès, soit plus souvent par l'exiguïté de son volume. Son excès de volume tient parfois à une véritable hypertrophie osseuse ou cérébrale. Plus communément, il est dû à un degré plus ou moins accusé d'hydrocéphalie. L'angle facial supérieur dépasse 90° ; les bosses frontales, pariétales et occipitales font saillie ; et cette saillie est proportionnelle à la quantité de sérosité accumulée dans les ventricules. L'ossification de la boîte crânienne est, en pareil cas, tardive. Les fontanelles restent ouvertes. Graduellement, les parois osseuses s'amincissent, deviennent presque transparentes et — Gall en rapporte un exemple — prennent la flexibilité du parchemin. Soit, comme le pense Behrend, par suite même de la suractivité acquise par l'ostéose dans la macrocéphalie simple, soit lorsque celle-ci se complique d'hydrocéphalie ; dans l'un et l'autre cas, à titre auxiliaire et pour suppléer à l'insuffisance des os normaux, il se développe avec surabondance sur la calotte crânienne, des os wormiens qui contribuent à en exagérer encore les proportions.

L'exiguïté de ces proportions, la microcéphalie, porte tantôt sur la région frontale alors déprimée et fuyante, tantôt sur la région occipiale alors aplatie et comme enfoncée d'arrière en avant. Mais la réduction des proportions du crâne chez l'idiot, coïncide avec un fait fort étudié par Esquirol, Cruveilhier, Parchappe, Baillarger, Vrolick, Broca. Ce fait, c'est l'ossification précoce des sutures. C'est particulièrement à la région antérieure du crâne que cette précocité dans l'ossification se fait observer. Virchow, qui en décrit les différents types, y voit la cause de toutes les anomalies que le crâne présente dans l'idiotie; et des vices de conformation de l'encéphale comprimé en seraient le résultat. Morselli semble partager l'opinion de Virchow. Karl Stahl émet un avis opposé. Pour lui, si, dans l'idiotie il se produit un arrêt de développement spontané, c'est l'encéphale qui en est le siège ; et ce ne serait que consécutivement, que l'extension des parois crânienne perdant sa raison d'être, celles-ci cesseraient de s'accroître et se prendraient à se souder. De Quatrefages, Giraldès ont la même manière de voir; et si, comme l'a démontré Thulié à la Société d'anthropologie (séance du 15 avril 1875) la synostose anormale des sutures doit être tenue pour la véritable origine de certaines déformation crâniennes, il n'en paraît pas moins évident pour Broca comme pour Giraldès que l'étiologie des malformations du crâne réside dans les vices d'évolution du cerveau. Le cerveau, dit Broca[1], est le régulateur du crâne, et toute affection qui, chez les fœtus ou les jeunes enfants, altère gravement la forme de la masse encéphalique produit nécessairement une déformation de la boîte crânienne. Toujours est-il que chez l'idiot microcéphale, non seulement l'ossification des sutures crâniennes est hâtive, mais que la disparition des fontanelles remonte aux premières années de la vie ; sinon même à une époque antérieure à celle de la naissance. Cruveilhier, Vrolick, Baillarger[2] citent plusieurs exemples de cette dernière et curieuse particularité.

Quant aux dimensions moyennes du crâne des idiots microcéphales, les mensurations de Parchappe[3] l'ont conduit aux conclusions que voici : « Les têtes d'idiots sont à la fois petites, courtes et surtout étroites. La tête de l'homme sain est à la leur dans le rapport de 100 à 91. Le diamètre antéro-postérieur, dans celui de 100 à 93, et le diamètre bi-latéral dans celui de 100 à 90. » Les mensurations entreprises

---

[1] Broca, *Société d'anthropol.*, séance du 15 juillet 1876.
[2] Baillarger, *Annales médico-psychologiques*, série III, t. 11.
[3] Parchappe, *Recherches sur l'encéphale.*

par Follet[1] sur les dimensions du crâne des idiots lui ont donné pour moyennes : circonférence occipito-frontale, 50 cent.; courbe supérieure occipito-frontale, 28; diamètre antéro-postérieur, 17; courbe supérieure inter-auriculaire, 28; et diamètre bi-latéral, 14.

Les os de la mâchoire concourent par les malformations presque constantes qu'ils présentent à donner à la tête du sujet son cachet de vulgarité incomparable. La mâchoire inférieure est, soit pesante, soit plus rarement, comme chez l'aztèque, déprimée et en retrait. La voûte palatine est d'une profondeur et d'une étroitesse particulières. (Bourneville). L'implantation des dents est irrégulière et leur qualité mauvaise.

Assurément, toute malformation crânienne — et Gosse, de Genève, n'en décrit pas moins de seize types — ne va pas jusqu'à impliquer fatalement l'idiotie ; mais, aux yeux de Seguin : « il est telles formes de tête qui emportent nécessairement avec elles l'oblitération mentale dans son expression la plus tranchée ». Ces formes seraient : 1° l'excès de développement antérieur, latéral et supérieur; 2° l'extrême saillie par, hauteur et prolongement de l'arcade temporale ; 3° les dépressions frontales et temporales jointes à un renflement de la base des pariétaux; 4° les dépressions postérieures des bosses du crâne correspondant au cervelet ; 5° les dépressions circulaires et coniques à partir d'une base large et arrondie; 6° enfin les inégalités choquantes des deux côtés de la boîte osseuse. En somme, ainsi que l'avance Esquirol, ainsi que le reconnaît Belhomme, que le confirme Dagonet et que l'observation de chaque jour l'atteste, pour mal conformée que soit constamment la tête de l'idiot, il n'est pas de type spécial qui puisse être assigné à sa forme. D'un volume excessif souvent, elle est, plus ordinairement, exiguë et asymétrique.

Parfois l'encéphale de l'idiot est d'un volume réduit; mais parfaitement régulier de forme et représentant comme une miniature du cerveau normal (Leuret). Dans la majorité des cas, il est le siège de vices de conformation, d'arrêts de développement, d'altérations qui expliquent, avec surabondance, l'imperfection de son fonctionnement. Au premier rang de ces altérations se placent le peu d'étendue des circonvolutions, l'induration de plusieurs d'entre elles, le peu de profondeur des anfractuosités, l'atrophie et l'aspect tronqué (Dagonet) de l'un des lobes cérébraux ou des deux lobes simultanément, l'atrophie du corps strié et de la couche optique, le rétrécissement des ventricules latéraux (Parchappe), l'absence de septum médian (Reil), celle des lobules antérieurs (Breschet), l'excès de consistance de la substance

<hr>

[1] Follet, *Ann. médico-psychol.*, série III, t. III.

blanche (Belhomme), la réduction ou l'exagération d'épaisseur de la substance grise, l'inégalité dans la répartition et l'atrophie (Nathalis Guyot) des vaisseaux intra-cérébraux.

Considération d'un intérêt de premier ordre, Griesinger a insisté sur la *localisation* de l'atrophie et sur le caractère *partiel* de l'arrêt de développement.

Circonstance à la vérité d'une constatation rare, l'hypertrophie cérébrale se rencontre. Baillarger cite le cas d'un enfant de quatorze ans dont le cerveau pesait 1,304 grammes, et celui d'un enfant dont le corps pesait 24 kilogrammes seulement et dont l'encéphale, pour sa part, atteignait le poids de 1,460 grammes. Delasiauve, Briquet se portent garants d'anomalies analogues.

Les pesées comparatives de Lélut établissent un écart entre le poids du cerveau normal et celui de l'idiot. Dans les cas particuliers qu'il a observés, la moyenne du poids de l'encéphale atteint 1,218 grammes; celui du cerveau 1,043 grammes, et celui du cervelet 165 grammes. Le poids moyen de l'encéphale des idiots serait donc au poids moyen de celui des hommes d'une intelligence ordinaire dans le rapport de 922 à 1,000. Ceci revient à dire que l'encéphale de ceux-ci serait plus pesant de 1/13 environ que l'encéphale de ceux-là.

Dans la séance du 4 mars 1875 Mierzejewski a fait à la Société d'anthropologie, communication de l'autopsie d'un microcéphale dont le cerveau n'excédait pas le poids de 369 grammes. Avant la communication faite le 17 février 1876 par Broca à la même Société, d'un encéphale d'idiote pesant 104 grammes, le plus petit cerveau connu était celui dont Marschal a donné, en 1866, la description et dont le poids s'élevait à 241 grammes seulement.

Le 4 décembre 1884, Manouvrier, à son tour, a présenté à la Société d'anthropologie un encéphale provenant d'un idiot de vingt-huit ans autopsié par Doutrebente, pesant 1,207 grammes; mais remarquable par l'exiguïté tout à fait exceptionnelle du bulbe et du cervelet.

L'impotence et le défaut de coordination des mouvements avaient, dès les premiers ans, marqué l'existence du sujet.

Pour ce qui est de la nature intime des lésions cérébrales qui caractérisent l'idiotie, c'est à l'histologie qu'il appartient de la définir. Sur un cerveau volumineux, d'aspect normal, de conformation en apparence régulière et provenant d'un idiot de dix-huit ans, Luys a reconnu que les vaisseaux capillaires de la couche corticale étaient incomplètement développés, leurs parois constituées d'un tissu conjonctif embryonnaire, la continuité du réseau sanguin interrompue, l'entrave circulatoire manifeste. Aussi, les cellules nerveuses étaient-elles ténues, disséminées, peu apparentes. Chez une idiote de vingt ans, le même ordre d'investigations lui a permis de constater des amas de substance corticale faisant saillie sous forme de boursouflures mamelonnées, la surabondance de matière amorphe intra-cérébrale, la raréfaction, le défaut de cohésion, l'aspect fruste des cellules nerveuses. Entrant dans la même voie, Ireland et Bally-Tuke se sont livrés à des recherches qui leur ont fourni des résultats analogues : matériaux précieux pour l'édification d'une doctrine qui ne saurait, les faits aidant, que prendre crédit. Nul doute, en effet, que la constitution des cellules nerveuses, ainsi que des réseaux sanguin et conjonctif qui les entourent, ne recèle l'explication de l'activité, de l'inertie ou de l'insuffisance des manifestations de l'intellect.

Fait digne d'intérêt, enfin, le cerveau de certains microcéphales s'écarte du type humain et se rapproche parfois ostensiblement de celui des singes anthropomorphes. Cette vue de Carl Vogt trouve sa confirmation dans un certain nombre d'autopsies, et notamment dans la présentation faite par Pozzi (*Société d'anthropologie*, séance du 3 décembre 1874) d'un cerveau d'idiote remarquable par la simplicité, l'état lisse des circonvolutions et la gracilité des plis de passage. La généralisation toutefois n'en saurait être encore que discrète. Nombre de constatations nécroscopiques impliquent une extrême réserve sur ce point. Pour n'en rappeler qu'un exemple, Broca[1] a fait l'autopsie d'un cerveau d'idiote dont la morphologie ne pouvait être rapportée ni à celle d'un cerveau humain, ni à celle d'un cerveau de singe ; mais dont la forme se confondait plutôt avec celle de l'encéphale des ruminants.

Sous l'oppression de conditions aussi adverses, l'idiot est-il péremptoirement dénué de toute ressource et condamné, sans appel, à une incurable infirmité ?

L'inertie automatique est irremédiable. Il n'y a que de la pitié à avoir pour ces infortunés dont l'existence végétative et éphémère prend fin, en général, avant l'âge et n'est entretenue qu'à force de dévouement et de soins.

Le caractère partiel, la *localisation* de l'arrêt de développement de l'encéphale laisse miroiter, au contraire, quelques lueurs d'espoir. Intuitivement, il n'est pas impossible de pénétrer l'état anatomique de l'organe par une observation attentive des modalités affectées par la

---

[1] Broca, *Soc. d'Anthrop.*, séance du 17 février, 1876.

fonction. A suivre, dans le court rayon où il se meut, le fonctionnement cérébral, on parvient à saisir par quels points et sous quelles formes le cerveau est apte à se perfectionner. L'examen réitéré des idiots évoluant dans leur spontanéité, conduit à discerner en eux une diversité d'aptitudes culminantes contrastant avec les lacunes et réapparaissant avec une insistance qui est faite pour frapper.

Exemples : Sur 45 cas relatés par Delasiauve (*loc. cit.*) on relève neuf fois l'irascibilité notée comme trait saillant du caractère. Six fois, cette propension marquée à la colère s'accompagne d'une versatilité qui s'exprime par des accès de joie ou des actes de méchanceté sans raison. Deux fois, elle est liée à une invincible indolence. Deux fois la concentration, la gloutonnerie, les fureurs onaniques complètent le tableau.

Une mobilité, une turbulence incoercibles prédominent dans trois cas. Dans le premier, elles coïncident avec une belle conformation crânienne ; dans le second, avec une dépression de haut en bas et une proéminence bi-latérale du crâne tout à fait exceptionnelle ; dans le troisième, il s'y ajoute un penchant notoire à briser, déchirer, détruire et en même temps un goût prononcé pour le chant.

Treize fois sur quarante-cinq, l'apathie règne, en dépit d'une belle conformation du crâne dans un cas, d'une musculature athlétique dans un autre. Il s'y joint trois fois une docilité béate, une fois un amour tout particulier du bruit, une fois encore un sentiment de perpétuel effroi, et dans un cas, enfin, une cruauté sournoise et traîtresse. La passivité est absolue chez les six derniers sujets.

Plus communément que l'on ne croirait, se révèle dans la nuit intellectuelle de l'idiot une aptitude maîtresse. Vingt fois sur quarante-cinq Delasiauve le constate. La chorée dans un cas, une dégradation profonde dans un autre, ne sont pas pour paralyser une facilité toute spéciale pour le calcul. L'incessante mobilité de deux de ces idiots du matin au soir occupés, l'un à grimper, l'autre à courir, dénote d'heureuses dispositions naturelles pour les exercices du corps. La difficulté extrême qu'il éprouve à s'exprimer ne contrecarre en rien les instincts mécaniques d'un troisième. Il en est deux, enfin, particulièrement curieux, l'un par son goût pour la symétrie, l'autre par la gloriole qu'il tire de ses talents, par son affectivité et les soins empressés qu'il prodigue à ses congénères. Mais de ces virtualités dominantes que l'on surprend maintes fois chez l'idiot il n'en est pas, peut-être, de plus fréquente et de plus notoire à relever que l'aptitude pour la musique et le chant. Delasiauve en signale neuf cas. Dans trois, elle se joint à une passivité docile ; dans trois encore, elle coïncide à une tendance manifeste à la pétulance et à l'exaltation. Deux fois, elle est le seul correctif d'une nullité complète. Quant au neuvième sujet il est, selon l'expression même de l'observateur, « l'incarnation de la paresse ». Des quatre derniers, enfin, l'un, inoffensif, se distingue par son goût pour la solitude ; l'autre, affectueux, par sa jalousie ; le troisième, poltron à l'excès, par ses tendances incendiaires ; le dernier, par la cruauté insolite de ses instincts.

On pourrait, sans peine, élargir l'enquête. On verrait, avec l'incapacité d'attention, le penchant à l'avarice (Archambault), la perversion du goût (Esquirol), l'obtusion de la sensibilité générale (Morel), la voracité, le développement prématuré des organes génitaux, une passion effrénée pour l'onanisme, on verrait se reproduire à l'infini les traits saillants qui viennent d'être signalés.

De même, enfin, que la parole articulée est la caractéristique de l'homme ; de même, le mutisme est la caractéristique de l'idiot. L'indigence d'idées, la pénurie d'expressions en sont la cause. Qui manque de mots pour rendre les choses, qui n'a rien à dire ,se tait.

Un détail à noter pour finir : Un idiot de quinze ans présenté à la section d'anthropologie de l'Association française pour l'avancement des sciences (*Congrès de Nantes*, août 1875) et qui se montrait très friand de sucre, tendait continuellement la main pour en avoir, puis allait chercher, avec les lèvres, le morceau de sucre déposé sur la paume de sa main, au lieu de porter celle-ci à la bouche. Une idiote de treize ans, observée par Dagonet (*loc. citat.*), et qui se distinguait par sa voracité bestiale, avait coutume de laper au lieu de boire.

Toutes ces particularités sont à noter par qui entend apprécier dans quelle mesure le cerveau des idiots est doué ou dépourvu d'essor.

Dans son inconscience de la portée que peuvent acquérir ses actes, l'idiot n'est cependant pas absolument réfractaire aux procédés de perfectionnement. Son éducabilité est, grâce à des efforts d'une persévérance inouïe, un fait aujourd'hui reconnu. La recherche des virtualités existantes et la direction rationnelle des aptitudes antagonistes doivent servir de base à la méthode d'enseignement qui leur est applicable. Le particularisme, la spécialisation, c'est-à-dire l'adaptation des procédés pédagogiques au ressort plus ou moins défectueux de la personne, tel est le caractère propre du mode d'éducation qui leur convient.

CONDITIONS DE PUBLICATION

L'HOMME paraît tous les quinze jours, le 10 et le 25 de chaque mois, par fascicule de deux feuilles, 32 pages grand in-8°, avec couverture de couleur réservée aux annonces. Il est illustré de figures en grande partie originales.

Tous les abonnements sont annuels et partent du 1er janvier ; le journal formant à la fin de l'année un volume de 768 pages, orné de nombreux dessins, cartes, plans et graphiques, avec titres et tables.

PRIX DE L'ABONNEMENT :

France et Algérie	20 fr.
Union postale	22 fr.
Autres pays	26 fr.

Adresser les abonnements à l'éditeur, M. OCTAVE DOIN, 8, *place de l'Odéon, Paris.*

Tout ce qui concerne la rédaction, les échanges, les observations, doit être envoyé au secrétaire de la rédaction, M. ADRIEN DE MORTILLET, *Saint-Germain-en-Laye (Seine-et-Oise).*

AVANTAGES OFFERTS AUX ABONNÉS :

Toute demande de livres scientifiques et littéraires, dépassant 30 francs, faite par un abonné à M. OCTAVE DOIN et accompagnée d'un mandat-poste ou d'une valeur sur Paris, sera servie franche de port partout où parviennent les colis postaux, avec une remise de dix pour cent sur les prix marqués.

RÉDACTION :

Embryologie et Biologie : MATHIAS DUVAL, 11, cité Malesherbes.
Physiologie psychologique : THULIÉ, 31, boulevard Beauséjour.
Anatomie comparée : GEORGES HERVÉ, 49, rue Labruyère.
Archéologie préhistorique : PHILIPPE SALMON, 29, rue Le Peletier.
Ethnographie et Craniologie : MANOUVRIER, 15, rue de l'École-de-Médecine.
Sociologie : LETOURNEAU, 70, boulevard Saint-Michel.
Linguistique : ABEL HOVELACQUE, 39, rue de l'Université.
Légendes et Chants populaires (Folk-lore) : PAUL SÉBILLOT, 4, rue de l'Odéon.
Mythologie : GIRARD DE RIALLE, 1, place Péreire.
Géographie médicale : BORDIER, 44, avenue Marceau.
Démographie : MONDIÈRE, 94, boulevard de Port-Royal.
Philosophie : ANDRÉ LEFÈVRE, 21, rue Hautefeuille.

Imp. D. BARDIN et Cᵉ, à Saint-Germain.

www.ingramcontent.com/pod-product-compliance
Ingram Content Group UK Ltd.
Pitfield, Milton Keynes, MK11 3LW, UK
UKHW020013130726
13694UKWH00005B/2274